CONTRIBUTION A L'ÉTUDE

DES

ABCÈS DOULOUREUX

ÉPIPHYSAIRES

PAR M. GARCIN

DOCTEUR EN MÉDECINE

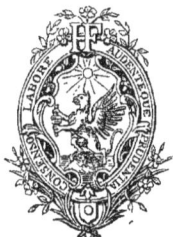

MONTPELLIER

IMPRIMERIE CENTRALE DU MIDI

(HAMELIN FRÈRES)

—

1882

CONTRIBUTION A L'ÉTUDE

DES

ABCÈS DOULOUREUX

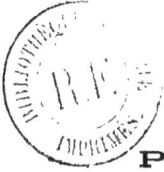

ÉPIPHYSAIRES

PAR M. GARCIN

DOCTEUR EN MÉDECINE

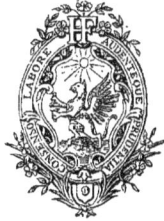

MONTPELLIER

IMPRIMERIE CENTRALE DU MIDI

(Hamelin Frères)

—

1882

A LA MÉMOIRE DE MES PARENTS

Souvenirs et regrets.

A MES SŒURS

Témoignage affectueux.

A MES ONCLES

Témoignage de reconnaissance.

A MON COUSIN

MON SECOND PÈRE

M. GARCIN

AVANT-PROPOS

Ayant eu l'occasion d'observer, dans le service de M. le professeur Dubrueil, un cas remarquable d'abcès épiphysaire, nous avons pensé que nous pourrions en faire le sujet de notre dissertation inaugurale. Notre but, en choisissant un pareil sujet, n'a pas été de produire un travail original, mais seulement d'étudier cette question si intéressante en elle-même, si curieuse en ce qu'elle touche à plusieurs points de la pathologie du tissu osseux, et de donner un résumé de nos recherches. Aussi bien l'occasion était-elle favorable d'éviter le reproche de banalité que l'on fait souvent aux thèses de doctorat, quand on songe que les cas d'abcès épiphysaire sont relativement fort rares, et nous devons considérer comme une bonne fortune d'avoir pu, avant de quitter l'École, observer le malade dont nous rapportons l'histoire. Nous ne nous dissimulons pas combien nombreuses sont les lacunes de notre travail ; mais nous espérons que la sincérité de nos efforts nous fera pardonner son insuffisance, et que la bienveillance que nous avons toujours trouvée auprès de nos Juges, pendant la durée de nos études médicales, ne nous fera pas défaut pour cette dernière épreuve.

Que M. le professeur Dubrueil, dont les conseils éclairés ont été pour

nous d'un si grand secours, veuille bien accepter ici nos remercie-
ments les plus sincères. Nous prions également M. le docteur Tédenat,
professeur agrégé; M. le docteur Bloc, chef de clinique chirurgicale,
et M. Brousse, interne des hôpitaux, d'accepter l'expression de notre
gratitude pour la bienveillance qu'ils ont eue pour nous et pour les
renseignements qu'ils ont bien voulu nous fournir.

CONTRIBUTION A L'ÉTUDE

DES

ABCÈS DOULOUREUX

ÉPIPHYSAIRES

C'est en réalité à Brodie que revient l'honneur d'avoir bien étudié et bien décrit les collections purulentes des os qui se développent au niveau des épiphyses. Les observations recueillies par les chirurgiens qui l'ont précédé ne sont pas suffisamment nettes pour qu'on puisse affirmer la nature de la maladie dont il est question. M. Cruveilhier, dans une thèse remarquable publiée en 1865, sous le titre : *Sur une Forme spéciale d'abcès des os ou d'abcès douloureux des épiphyses*, a tracé d'une manière complète l'historique de la question. Revenir sur ce sujet nous paraît dangereux et inutile. Depuis la publication de la thèse de Cruveilhier, les observateurs les plus attentifs ont pu recueillir un certain nombre d'observations d'abcès épiphysaires. La question de leur nature, de leur siége, a été successivement mise à l'étude et diversement résolue. Les uns ont pensé que les abcès épiphysaires sont toujours provoqués par l'existence antérieure d'une ostéite ; les autres (Cruveilhier, etc.) croient, au contraire, qu'il s'agit d'une affection toute spéciale, se développant sous l'influence de causes obscures et mal définies, en quelque sorte spontanément. Les chirurgiens anglais, jusqu'à ces dernières années, ont tenu à honneur de poursuivre l'étude si heureusement commencée par leur illustre compatriote; et l'on trouve dans les recueils périodiques une série de faits d'abcès épiphysaires envisagés tantôt sous le point de vue de la marche, de l'évolution, etc.; tantôt sous le point de vue du traitement (1).

En France, les travaux de MM. Gosselin, Ollier, Després, Duplay, ont concouru à fixer d'une façon à peu près définitive l'esprit des chirurgiens sur le mode de traitement qui convient le mieux, et, à l'heure actuelle, la trépanation est le moyen auquel on a eu d'abord recours avant de songer à une amputation. Nous reviendrons, au chapitre du Traitement, sur cette question du trépan, et nous aurons alors quelques mots d'historique à dire à propos de cette opération elle-même.

Dans ces dernières années, différentes thèses ont été publiées sur la question elle-même ou sur des sujets qui s'en rapprochent. Nous citerons seulement les plus importants de ces travaux et nous y renvoyons le lecteur. Ce sont:

De la Trépanation dans les abcès des os et dans l'ostéite à forme névralgique. Thèse de Perret, 1876, n° 160.

Thèse de Golay, *Abcès douloureux des os.*

Thèse de Lagrange, *Contribution à l'étude des abcès osseux,* 1880.

_____

(1) *Bristish medical Journal,* 1811.—*Transactions of pathological Society of London,* 1872-74. — *Lancet,* 1874 (Savory).

ÉTIOLOGIE

Les causes peuvent se diviser en causes prédisposantes et en causes occasionnelles. Les causes prédisposantes sont : l'âge, le sexe, le tempérament, les maladies antérieures, le climat, la profession.

Age. — La maladie que nous étudions est une maladie de l'adolescence. C'est surtout vers l'âge de dix-sept ans qu'on la rencontre le plus souvent. Sur un relevé de treize cas, Cruveilhier a trouvé une moyenne de dix-sept ans et demi. Comme il s'agit d'une maladie qui dure de longues années, il importe, pour éviter toute confusion, de préciser l'époque de l'affection à laquelle correspond, dans notre esprit, le chiffre que nous venons de fixer. A l'exemple de Cruveilhier, c'est la période de début que nous avons choisie comme terme de comparaison. Dans le cas qu'il nous a été donné d'observer, la maladie n'a débuté qu'à vingt ans. Quelle est la cause de la plus grande fréquence de la maladie à cet âge ? La physiologie nous en donne l'explication, en nous apprenant que les os n'arrivent à leur complet développement qu'à l'âge de vingt-cinq ans. Pour les os longs, dont nous avons à nous occuper spécialement, ce n'est qu'à cette époque que les extrémités ou épiphyses se soudent à la diaphyse ou corps de l'os. Jusque-là, elles sont séparées par un cartilage de conjugaison qui est le siège d'une nutrition plus active, par conséquent d'un afflux de sang plus considérable, nécessaire au développement de l'os en longueur. Qu'une cause occasionnelle (une fatigue exagérée, par exemple) intervienne, la circulation sera encore accélérée, et les extrémités osseuses réaliseront la tendance qu'elles ont à s'enflammer. Si la maladie est un peu moins fréquente avant cet âge, c'est probablement parce que les sujets sont moins exposés aux influences des causes occasionnelles.

Sexe. — On peut invoquer la même raison pour expliquer la plus grande fréquence de la maladie chez l'homme. Les femmes, se livrant à des occupations moins fatigantes, sont par cela même moins exposées aux refroidissements ; or nous verrons plus loin que les variations de température ont une grande influence sur la production et la marche de la maladie. C'est à la suite d'un refroidissement que notre malade a ressenti les premières atteintes de l'affection qui nous occupe.

Tempérament. — Il doit être placé immédiatement après l'âge, par son importance comme cause prédisposante. La constitution lymphatique est celle qu'on a rencontrée le plus souvent chez les sujets atteints d'abcès épiphysaires. Dans les cas de Mac-Farlane, de Stanly, de Benz, le tempérament scrofuleux était nettement accusé. Mais il ne faudrait pas pourtant attribuer à cette cause plus d'importance qu'elle n'en a. Les cas d'abcès des os sont si rares, relativement à ceux de la scrofule, qu'il faudrait des faits plus probants.

Climats. — Les maladies inflammatoires étant plus fréquentes dans les saisons et les climats froids, on est en droit d'en conclure qu'ils exercent une certaine influence sur cette maladie. Nous verrons, d'ailleurs, à propos des causes occasionnelles, que les refroidissements sont une des causes les plus fréquentes des abcès épiphysaires. Les auteurs paraissent avoir négligé un peu cette question.

Professions. — Nous signalerons bientôt les fatigues et les refroidissements comme étant les causes occasionnelles les plus actives de l'affection que nous étudions. Nous devons donc citer comme causes prédisposantes les professions qui sont les plus fatigantes et celles qui exposent le plus aux variations de température. Pour les membres inférieurs notamment, nous devons citer celles qui forcent à rester longtemps debout et à faire de longues courses. Cette manière de voir est corroborée par les renseignements fournis par notre malade. Il

nous a dit, en effet, que son mal était venu à la suite d'un refroidissement, et qu'il faisait d'assez longues courses pour aller voir ses clients,
alors qu'il exerçait le métier de coiffeur.

Maladies antérieures.— On est encore moins fixé sur l'influence des
maladies antérieures. Cruveilhier a observé un cas dans lequel il y
avait eu comme antécédents morbides une fièvre typhoïde, et deux
autres dans lesquels il y avait eu une nécrose. On a observé aussi le
rhumatisme, la syphilis.

Notre malade nous apprend qu'avant vingt ans, il n'a pas eu de
maladies sérieuses. Étant jeune, il a eu plusieurs accès de fièvre traités
par la quinine. Enfin, il y a deux ans, il a été atteint d'une fièvre
typhoïde, à la suite de laquelle il s'est formé un abcès à la partie in-
féro-interne du genou. Mais ce n'était pas là le début de sa maladie ;
elle datait déjà de plusieurs années et avait été précédée de douleurs
articulaires de nature rhumatismale.

Nous avons été amené à nous demander si le rhumatisme, surtout
localisé sur un petit nombre d'articulations, ne pourrait pas être une
cause des abcès des os. De même qu'on a vu des arthrites rhumatis-
males, on pourrait bien voir aussi des abcès se rattachant à la même
cause. Nous voyons d'ailleurs les variations de température exercer
la même influence sur l'une et l'autre maladie. N'ayant rien trouvé
dans les auteurs qui vienne à l'appui de ce que nous avançons, et
n'ayant observé qu'un trop petit nombre de cas, nous posons la question sans la résoudre, nous contentant d'attirer là-dessus l'attention
des observateurs.

Parmi les causes occasionnelles, nous devons citer en première ligne la fatigue, les refroidissements chez les sujets prédisposés, soit
par leur âge, soit par leur constitution. En outre, l'abcès douloureux
paraît être quelquefois primitif et d'origine traumatique, c'est-à-dire
s'être développé dans un os qui jusque-là n'avait pas été malade ;
d'autres fois il est consécutif à une vieille ostéite condensante, qui
pendant un certain temps est restée indolente, puis tout à coup est
passée à la forme douloureuse. Enfin, chez le sujet que nous avons

observé, la fièvre typhoïde, signalée par M. Cruveilhier comme cause prédisposante, nous paraît plutôt avoir joué le rôle de cause occasionnelle agissant sur un os déjà malade.

SYMPTOMATOLOGIE

Les symptômes par lesquels se manifeste l'existence des abcès épiphysaires peuvent être divisés en deux groupes, pour la commodité de la description.

Nous nous occuperons successivement des symptômes physiques et des symptômes fonctionnels.

D'autre part, en considérant la différence d'intensité que présentent ces symptômes, la durée toujours relativement longue de la maladie, nous diviserons chacun de ces deux groupes de symptômes en deux périodes et nous les étudierons séparément.

SYMPTÔMES PHYSIQUES. *Première période.* — A cette période, les symptômes physiques n'offrent pas de caractère bien tranché. On constate au niveau du point malade un gonflement très-sensible, mais non pas très-considérable. Ordinairement cette tuméfaction est régulière. Il semble que l'os tout entier ait participé à ce développement exagéré, et chacun des points de la tumeur paraît en quelque sorte faire partie d'une sphère ; de telle sorte qu'ils soient également éloignés du centre de l'épiphyse. Cependant cette régularité dans la forme de la tumeur n'est pas un fait constant. Dans certains cas, un des côtés se soulève, prend un développement plus considérable, de manière à constituer une saillie parfois assez prononcée. Je ne veux pour preuve du fait que je signale que l'exemple du malade de

M. le professeur Dubrueil. Cruveilhier, dans le travail auquel nous ferons de fréquentes allusions et de nombreux emprunts, rapporte plusieurs cas dans lesquels une des faces de la tumeur paraissait soulevée et formait une sorte de relief, et il invoque à son tour l'autorité de Richet, qui avait noté que son couteau avait de la peine à passer dans l'espace interosseux.

La peau conserve à peu près ses caractères normaux, pourvu toutefois que le gonflement soit modéré : dans ce cas, elle est distendue, luisante, et laisse apercevoir des veines dilatées dans son épaisseur. Dans d'autres cas, même à la période que nous considérons, on observe une infiltration réelle des tissus périphériques, caractérisée par du gonflement ; la peau est notablement modifiée, rouge; enfin on rencontre parfois de l'œdème, qui peut avoir une certaine importance au point de vue du diagnostic d'une lésion suppurative. Gerdy (1) avait signalé l'augmentation de la température comme un signe de nature à faire apprécier les phlegmasies osseuses aussi bien que l'inflammation des parties molles. Il est donc légitime de rechercher dans quelle mesure varie la température du point où siége la maladie. Mais, au cours de la période dont nous étudions les signes, les phénomènes sont encore trop peu marqués pour qu'on puisse recueillir des renseignements suffisamment nets et précis, et, d'ailleurs, les observations que nous avons consultées restent muettes à cet endroit, probablement pour la cause que nous venons d'indiquer. Quoi qu'il en soit, malgré ce gonflement, malgré l'empâtement des tissus qui l'accompagne quelquefois, ainsi que nous venons de le voir, lorsque le chirurgien procède à l'examen de l'articulation située dans le voisinage de la maladie, il trouve cette articulation dans un état d'intégrité complète; l'interligne articulaire ne participe pas au gonflement; on ne rencontre pas cette sensation spéciale que donne la présence de fongosités ou l'épaississement de la synoviale, et enfin le segment osseux supérieur ne présente aucune trace de gonflement ou d'inflammation.

(1) *Maladies des organes du mouvement.*

2

Dans l'observation que nous avons recueillie, il y a eu un peu de flexion et un peu de gêne dans les mouvements, mais cette gêne était due à la rétraction des muscles fléchisseurs.

Tels sont, dans leur ensemble, les symptômes physiques qui caractérisent l'évolution des abcès épiphysaires à leur première période.

SYMPTÔMES PHYSIQUES. *Deuxième période.* — Comme je le montrerai plus loin, la maladie dont nous nous occupons a pour caractère constant et invariable, outre la durée et la lenteur avec laquelle elle se développe, de suivre une marche envahissante, et c'est pour cette raison que, dans une deuxième période, les phénomènes que nous venons de décrire s'accentuent, prennent des caractères plus nets et plus tranchés. Le passage de la première à la deuxième période est difficile à saisir; il ne s'effectue pas d'une manière brusque, et c'est bien plutôt par transition insensible à l'infini qu'il se produit. Nous allons successivement reprendre chacun des signes déjà indiqués et les étudier une seconde fois dans leur nouvelle manifestation. La marche du gonflement est ordinairement graduelle, et son volume augmente habituellement en même temps que la maladie devient plus ancienne. Cependant il n'en est pas toujours ainsi; Brodie, cité par Cruveilhier, rapporte des faits dans lesquels la marche de l'ostéite s'était arrêtée et avait même rétrogradé. Un de ses malades, observé en 1826, présenta un arrêt du gonflement qui dura une année, à la suite d'une incision du périoste. Mais ce sont là des faits exceptionnels.

Ce que l'on observe le plus souvent, nous le répétons, c'est une augmentation graduelle du gonflement, augmentation qui ne dépasse pas pourtant certaines limites, ainsi que nous avons déjà eu l'occasion de le dire. Mais à cette seconde période, au moins dans un certain nombre de cas, à l'augmentation de volume vient se joindre un allongement réel qui peut atteindre 1, 2 centimètres et même davantage. Cet accroissement en longueur trouve son explication dans les théories récentes au sujet du développement des os, théories défendues par M. le professeur Ollier (de Lyon). On peut admettre que, sous l'influence de l'irritation exercée à distance par le foyer inflammatoire sur le cartilage de conjugaison, la nutrition devient plus active, et que, la soudure de l'épiphyse à la diaphyse n'étant pas encore effectuée, cette suractivité nutritive aboutit à une formation de tissu osseux plus abondante qu'à l'ordinaire.

La peau présente, à cette période, des altérations plus marquées, et les faits d'infiltration, d'œdème, etc., que nous avons cités tout à l'heure à titre d'exception, deviennent au contraire la règle à peu près générale. Les symptômes sont même quelquefois encore plus accusés, et l'on peut se trouver en présence de tous les caractères d'une phlegmasie aiguë, mais sans aucune trace de pus cependant. M. Broca rapporte que, chez son malade, quand la douleur s'exaspérait, la peau de la région externe et postérieure du bras devenait lisse, tendue, quelquefois légèrement colorée, avec empâtement des tissus sous-jacents. On crut plusieurs fois qu'il allait se former un abcès, mais la résolution s'est toujours opérée sans qu'il se soit montré une fluctuation. On trouve des faits analogues rapportés par S. Perret (1) (Ob. I, II et VI).

Chez un malade observé par Cruveilhier, on voyait une ligne d'un bleu noirâtre qui suivait le trajet de la saphène interne ; il semblait qu'il se fût fait un dépôt de pigment suivant la ligne du vaisseau. Dans certains cas rapportés par Brodie, Paget, on a pu observer l'existence d'une tache de petit volume présentant des colorations différentes, tantôt rouge vif, tantôt rouge foncé. Dans un de ces cas, qui appartient à Brodie, ce changement de coloration était situé précisément au même niveau que la douleur circonscrite, sur les caractères de laquelle nous aurons, dans quelques instants, à revenir. Cruveilhier (2) attribue à ce signe une importance considérable au point de vue de l'intervention chirurgicale ultérieure ; il pense que la production de cette tache est l'indice d'un modification vasculaire profonde. Là ne s'arrêtent pas toujours les modifications subies par les téguments, et, bien que les

(1) Perret, *de la Trépanation des os.*
(2) Thèse citée.

cas de fistules observés dans les abcès épiphysaires soient extrêmement rares, cependant nous devons envisager leur existence comme
réelle et attirer au moins pendant quelques instants l'attention du
lecteur sur ce point. Cruveilhier, rejetant les cas de Mac-Farlane,
Azam, Chassaignac, qu'il croit être des ostéo-myélites chroniques, ne
rapporte que trois faits d'abcès épiphysaires avec production de fistules cutanées (cas de MM. Pétrequin et Socquet, Benz et Richet). D'après
cet auteur, le mode de formation de ces fistules serait le suivant : par
suite de la raréfaction inflammatoire, la cavité de l'abcès est mise en
communication avec la surface extérieure de l'os par une ouverture
qui est en rapport avec le périoste épaissi, et non pas avec les parties
molles périphériques. Il se produit ensuite un abcès ossifluent, et, la
barrière formée par le périoste étant détruite, la fistule est constituée
de toute pièce : le foyer purulent communique avec l'extérieur. Mais,
même dans ces cas où la peau présente des ouverture fistuleuses en
nombre quelquefois assez considérable, puisqu'on en trouve huit dans
le cas de Pétrequin ; même dans ce cas, on ne rencontre pas de fongosités au niveau de la perforation superficielle. C'est là un point important, disons-le en passant, et un signe de diagnostic différentiel
entre les abcès épiphysaires et les tumeurs blanches.

SYMPTÔMES FONCTIONNELS.— La douleur est un symptôme de premier
ordre. Les caractères particuliers qu'elle affecte, l'intensité avec laquelle elle se manifeste, permettent de lui assigner le rang le plus
important dans la description des symptômes fonctionnels qui accompagnent l'évolution des abcès épiphysaires.

Nous étudierons successivement le siége de la douleur, le moment
auquel elle apparaît, ses caractères particuliers.

1re *Période*.— A cette période, la douleur est ordinairement circonscrite ; elle siége au niveau du gonflement que nous avons décrit avec
soin lorsque nous nous sommes occupé des symptômes physiques. C'est
pour cette raison que Cruveilhier propose de la désigner sous le nom

de *douleur circonscrite*. C'est surtout pendant la nuit qu'elle se manifeste. Voici les termes exacts dans lesquels s'exprime Cruveilhier à ce
sujet : « C'est surtout pendant la nuit que surviennent les accès douloureux. Le malade se couche vers neuf heures et dort paisiblement
jusque vers minuit. A ce moment, il est éveillé par une douleur aiguë,
et, de minuit à quatre heures du matin, les souffrances offrent toute
leur acuité ; vers quatre heures enfin, le malade peut goûter quelques
instants de repos. » Il résulte de ce qui précède que le caractère particulier de la douleur des abcès épiphysaires est d'être intermittente ou
tout au moins de se manifester à intervalles variables par de véritables
accès, des exacerbations, pendant lesquels le malade ne peut se livrer
au sommeil. Les sensations particulières éprouvées par le malade sont
très-variables, et tous les auteurs qui se sont occupés de la question
décrivent des caractères différents. Les malades eux-mêmes emploient
les expressions les plus bizarres pour rendre compte de leurs souffrances : tantôt ils les comparent à l'action d'une vrille qui percerait l'os,
tantôt à celle d'un tison qui serait allumé au centre du mal, etc., etc.

Nous avons déjà dit plus haut que, pendant la première période, un
des faits qui frappent le plus le chirurgien qui étudie avec soin les
abcès épiphysaires, c'est l'intégrité de l'articulation située au voisinage
du gonflement ; il résulte de ce fait que les mouvements sont conservés dans l'article, et c'est là un élément important de diagnostic, sur
lequel nous aurons d'ailleurs l'occasion de revenir. Disons, en outre,
que cette immunité constitue un fait très-remarquable, quand on considère la rapidité avec laquelle les articulations deviennent le siége d'un
épanchement, dans les cas de simple fracture.

2me *Période.*— A mesure que le gonflement augmente, que la durée
de la maladie est plus longue, que les symptômes physiques deviennent plus nets et plus tranchés, la physionomie des troubles fonctionnels se modifie dans le même sens ; la douleur devient continue ; le
malade n'est jamais un moment sans la ressentir, et, de plus, elle
offre des exacerbations beaucoup plus intenses et surtout beaucoup

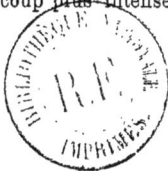

plus rapprochées que dans la première période. Enfin elle s'irradie dans une étendue beaucoup plus considérable. Brodie a vu les élancements douloureux se propager jusqu'à la hanche, chez une jeune fille atteinte d'abcès épiphysaire du tibia. Perret rapporte l'observation d'un homme (ob. V) qui souffrait dans la totalité du fémur, et chez lequel le retentissement douloureux se faisait sentir jusqu'au pli inguinal. Chez un autre malade (ob. II), la douleur occupait toute l'étendue du péroné ; il en était de même pour le tibia chez un malade de Gosselin : « Cette douleur est lancinante, dit Cruveilhier ; il semble que des traits de feu partent de l'extrémité de la jambe et remontent le long du tibia jusqu'à la jointure fémoro-tibiale ; parfois il semble que la douleur a deux siéges, l'un au coude-pied, l'autre au genou. »

Nélaton insiste sur ce fait, que la douleur n'offre pas de battements. Il est intéressant de remarquer, avec Cruveilhier, que la collection était séreuse pour le malade en question, et qu'en raison de l'importance que l'on accorde à la douleur pulsative comme signe de suppuration, il n'est pas étonnant que, dans l'espèce, ce signe ait fait défaut. L'intervalle qui sépare les exacerbations est très-variable : tantôt il est de quelques heures seulement, tantôt il est de plusieurs jours ; et nous avons déjà vu, à propos d'un malade de Brodie, qu'on peut observer des rémissions dont la durée est de plusieurs mois. Perret rapporte également des faits dans lesquels la rémission a été de plusieurs semaines. Malgré ces variations, on peut dire, d'une façon générale, que c'est surtout pendant la nuit que s'observe le maximum de la douleur. La privation de sommeil est, on peut le dire, un phénomène constant. Nélaton, Cruveilhier, Perret, rapportent des cas dans lesquels l'insomnie a duré pendant des semaines et même pendant des mois entiers.

Les influences extérieures paraissent exercer une action manifeste sur la production de la douleur. Le repos, le décubitus dorsal, constituent des conditions favorables pour l'atténuation et l'éloignement des accès ; inversement, la marche, la station debout, les exercices violents, en favorisant l'afflux du sang dans les parties affectées, en déterminant une gêne dans la circulation de retour, sont de nature à augmenter l'intensité des douleurs et à favoriser le retour des exacerbations. Les malades sont, en outre, extrêmement sensibles aux variations de température ; l'impression du froid humide, les changements de temps, sont des causes d'exaspération dans les souffrances, et provoquent le retour des accès. Cruveilhier rapporte que l'approche d'un orage déterminait chez son malade des élancements plus douloureux qu'à l'ordinaire. Quant à la pression et à son influence sur les phénomènes douloureux, elle est peu prononcée. Je ne crois pouvoir mieux faire, en terminant cet exposé des symptômes physiques et fonctionnels, que de mettre sous les yeux du lecteur les termes dont s'est servi Perret, dans son remarquable travail, pour caractériser la marche de la maladie : « La marche de la maladie, ainsi qu'on peut en juger d'après l'étude de nos observations, est lente, progressive. Ses symptômes, mal accusés au commencement, se dessinent peu à peu ; les douleurs, qui, dès le début, étaient modérées, avec des rémissions nettes et prolongées, augmentent tous les jours d'intensité, tendent à devenir continues ; les exacerbations se rapprochent de plus en plus, et la situation du malheureux patient devient intolérable. Il arrive un moment où il demande à cor et à cris une opération, cherchant à forcer la main du chirurgien, et préférant même une amputation à la prolongation de ses atroces douleurs. »

Les différents symptômes physiques et fonctionnels que nous venons d'énumérer s'accompagnent bien rarement d'un retentissement général sur l'économie. Dans presque toutes les observations rapportées par Cruveilhier, dans un grand nombre de celles que contient la thèse de Perret, dans celle de Duplay, pour le malade de M. le professeur Dubrueil, il n'est pas question de phénomènes généraux. L'état fébrile constitue donc une exception. Cruveilhier avait noté chez son malade une élévation de température, un état de prostration et de malaise à la suite des accès. Les observations 1, 2, 3 de la thèse de Perret font également mention de symptômes généraux.

Abstraction faite de l'amaigrissement, qui est la conséquence des douleurs violentes supportées par le malade, de la perte du sommeil, du défaut d'appétit ; abstraction faite de l'affaiblissément progressif qui résulte des conditions que nous avons énumérées déjà, le patient ne tombe pas dans cet état cachectique qui accompagne, au bout d'un certain temps, les lésions organiques. On ne constate rien de suspect, ni du côté de la circulation, ni du côté de la respiration. Cette dernière constatation est de la plus haute importance ; elle constitue un élément que nous serons amené à utiliser lorsque nous traiterons la question du diagnostic.

ANATOMIE PATHOLOGIQUE

Un point important domine en quelque sorte toute l'histoire anatomo-pathologique des abcès épiphysaires, et nous tenons, dès le début de cette étude, à le faire ressortir. Voici en quoi il consiste : les abcès épiphysaires constituent une lésion limitée, circonscrite, sans retentissement sur les parties voisines, sur les articulations les plus rapprochées et souvent même sur l'état général. Bien différentes en cela des suppurations diffuses, qui peuvent atteindre l'os tout entier, et qui s'accompagnent de troubles plus ou moins graves de l'organisme, les collections purulentes épiphysaires évoluent dans un espace en quelque sorte restreint. Ce n'est que par exception que leur influence se fait sentir au loin. Nous aurons successivement à nous occuper du volume, de la forme de ces abcès, de leur contenu, de leur cavité, de la membrane qui tapisse cette cavité. Nous terminerons enfin cet exposé en essayant de déterminer, d'une façon aussi exacte que possib'e, le siége qu'ils occupent.

1° *Forme, volume*. — La forme des abcès épiphysaires est en général assez régulière ; on voit cependant quelquefois la cavité osseuse se prolonger dans un sens et présenter un diverticulum qui est le vestige et l'origine d'un trajet fistuleux destiné à mettre le foyer purulent en communication avec l'extérieur. Le volume est très-variable, et, depuis la grosseur d'une aveline à une noix et à un petit œuf (Broca), on peut rencontrer toutes les dimensions intermédiaires. Chez le malade qui fait le sujet de notre observation, existaient trois cavités bien distinctes, communiquant toutefois entre elles. Prise dans son plus grand diamètre d'avant en arrière, la plus importante de ces cavités mesurait 0,07 cent. et 0,05 cent. dans son diamètre tranversal. Les dimensions des autres cavités varient entre 0,03 cent. et 0,03 1/2. Ces dernières dimensions s'accordent mieux que la première avec les mesures fournies par Cruveilhier, qui donne une moyenne variant entre 0,03 et 0,04 cent. pour le plus grand diamètre, et entre 0,01 et 0,05 pour le diamètre transversal. Stanly (*Abcès des os*) cite le cas d'un énorme abcès existant depuis seize ans dans l'extrémité supérieure du tibia, chez un homme de quarante-sept ans. Amputation de la cuisse : l'abcès contenait 16 onces de liquide.

Le nombre des abcès qui siégent sur un même os est variable. Cruveilhier admet que l'on peut en trouver jusqu'à cinq. Fouchet a cité un cas dans lequel existaient trois collections purulentes au niveau de l'extrémité supérieure du tibia. Pour notre malade, ainsi que nous l'a prouvé l'examen de la pièce anatomique, on pouvait compter jusqu'à six abcès : trois grands et trois petits. Cette multiplicité de collections purulentes a été considérée par certains auteurs (Broca, Cruveilhier) comme un signe qui doit faire rejeter les cas de ce genre de la catégorie des véritables abcès épiphysaires. Cependant, tout en nous rappelant que la confusion est possible et qu'on pourrait prendre pour de véritables abcès des masses tuberculeuses ramollies, nous pensons que la présence de plusienrs cavités n'est pas une raison suffisante pour croire qu'on se trouve en présence d'une maladie autre qu'un véritable abcès, surtout lorsqu'on a pu recueillir des renseignements précis sur les symptômes, et que ces renseignements permettent de rencontrer dans tous leurs détails, ou tout au moins dans leurs traits généraux, les signes que nous avons attribués à l'évolution des abcès épiphysaires.

La cavité ou les cavités que nous venons de décrire présentent, outre leur nombre, leur forme et leur volume, certaines particularités qui méritent de fixer notre attention. Elles sont, en effet, le plus souvent tapissées par une membrane pyogénique dont l'aspect extérieur et la constitution elle-même présentent des différences nettement tranchées. Tantôt elle se présente à l'observateur avec les caractères d'une membrane cartilagineuse, dure, assez épaisse, blanchâtre ; tantôt elle est stagnante, molle, couverte de granulations rougeâtres, semblables à des fongosités (Berger). Enfin, dans certains cas, elle offre des traces d'une vascularisation intense et une coloration vineuse. Certains auteurs ont nettement reconnu que cette membrane pouvait présenter les caractères d'une membrane pyogénique parfaitement organisée. Son épaisseur est alors plus considérable : elle peut même atteindre plusieurs millimètres.

Il n'est pas rare, dit Lagrange (1), de pouvoir distinguer deux feuillets : un feuillet rouge vasculaire, profond, et un second feuillet superficiel, tapissant le premier, formé de tissu amorphe fibroïde. Perret pense que, pour expliquer ces différences d'aspect, il faut distinguer deux séries de cas : une première série dans laquelle l'abcès est récent, et on a alors des bourgeons charnus plus ou moins rouges, plus ou moins jaunâtres, qui, par leur évolution ultérieure, concourent à former la collection purulente ; une deuxième série dans laquelle l'abcès est de date ancienne, et qui correspond à la formation d'une sorte de membrane pyogénique, au sein de laquelle on trouve du tissu conjonctif à divers degrés d'évolution. Cette manière de voir nous paraît, d'ailleurs, entièrement justifiée par les faits et aussi par ce que nous savons au sujet des collections purulentes des parties molles (2).

Quoi qu'il en soit, cette membrane paraît être douée d'une sensibilité très-grande. Chez le malade de Broca, malgré l'influence du chloro-

---

(1) *Examen histologique*, obs. I.

(2) Lagrange, *Contribution à l'étude des abcès des os.* Thèse de Paris, 1880.

forme, on ne pouvait introduire par la plaie extérieure une mèche de charpie sans éveiller les plus vives douleurs. Pour d'autres malades, c'est à l'occasion des explorations que pratique le chirurgien avec des instruments plus ou moins rigides que cette sensibilité s'est manifestée. Chez le malade de M. Dubrueil, la douleur s'éveille au contact de la sonde et même au contact d'un jet de liquide lancé par une seringue Ces faits paraissent pouvoir être rapportés aux cas dans lesquels. on observe un certain degré d'organisation ; ils semblent prouver, en effet, que des fibres nerveuses ont pu prendre naissance dans l'épaisseur même de la membrane.

Liquide contenu dans la cavité. — La quantité de liquide contenue dans les cavités dont nous venons de nous occuper est, cela va sans dire, en raison directe des dimensions mêmes de ces cavités ; mais sa consistance, sa nature, varient dans des proportions qu'il est utile d'analyser. On rencontre tantôt du pus louable, bien lié, franchemen phlegmoneux, au sein duquel on ne peut trouver aucun séquestre, aucun débris osseux, aucun flocon. Ce pus présente une coloration plus ou moins foncée et le plus souvent jaunâtre. Tantôt, au lieu d'un liquide purulent, on y trouve un liquide séro-purulent, ainsi que le prouvent plusieurs observations citées dans la thèse de Cruveilhier, les observations IV et IX de la thèse de Perret. Dans certains cas, c'est de la sérosité presque pure, ou de la sérosité mélangée à du sang en proportions variables (Brodie), qui est contenue dans la cavité osseuse. D'autres fois encore, le liquide contient des lamelles osseuses, mortifiées. L'observation VIII de la thèse de Perret, communiquée par le docteur Pochois (de Voiron), nous montre un cas dans lequel la couronne du trépan rencontra une cavité bien délimitée, de laquelle s'échappa un liquide visqueux, mêlé de globules huileux ressemblant tout à fait à du bouillon gras un peu trouble. Disons en passant que ces cas peuvent être rapprochés de ceux à propos desquels M. Ollier et, plus tard, M. Poncet, ont décrit la périostite qu'ils ont désignée sous le nom d'*albumineuse*, et que Chassaignac, dès 1854, avait signalés à l'attention du monde savant.

Les différentes particularités que nous venons de signaler avaient frappé l'esprit de Cruveilhier, et, pour les expliquer, il avait eu recours à une hypothèse en vertu de laquelle on aurait primitivement, au moins dans certains cas, affaire à des kystes développés dans l'épaisseur de l'épiphyse. Pour lui, on pourrait considérer dans l'évolution de ces collections liquides deux périodes bien distinctes : l'une où le liquide est séreux ou séro-sanguin, l'autre où ce liquide est purulent. Mais ce n'est pas toujours du liquide qu'on rencontre dans l'intérieur des cavités osseuses ; ce sont quelquefois de simples fongosités sans trace de pus; d'autres fois, certains petits abcès ne contiennent qu'une substance qui, par sa consistance et son aspect, a pu avec raison être comparée à du mastic de vitrier. Il s'agit dans ces cas d'un foyer inflammatoire ancien, dans lequel les éléments liquides ont été progressivement résorbés, ou bien encore d'un abcès en voie de formation, dans lequel le ramollissement n'a pas eu le temps de se faire. Ce sont les cas de ce genre qui ont été décrits par le professeur Gosselin sous le nom de *faux abcès des os*. D'après lui, on peut considérer plusieurs étapes dans les transformations que subit le contenu de la cavité osseuse: on a d'abord un liquide purulent, puis séreux ; la partie aqueuse se résorbe ensuite (faux abcès).

Dans une seconde période de transformation en sens inverse, un épanchement se produit de nouveau dans la cavité; cet épanchement s'enkyste, et l'accès osseux proprement dit est alors définitivement formé. Nous sommes obligé de convenir que cette hypothèse nous paraît plus rationnelle que celle qui avait été imaginée par Cruveilhier, et qu'en raison des phénomènes inflammatoires qui précèdent le plus souvent, ainsi que nous le verrons, le développement des abcès osseux ; en raison de certaines conditions étiologiques qui président également à ce développement, nous sommes plus volontiers porté à croire que c'est d'abord du pus qui se forme, et non point un épanchement séreux.

Siége des abcès.—Il ne suffit pas de connaître la cavité et son contenu;

il nous paraît nécessaire, pour compléter cette étude, de déterminer, d'une façon aussi précise que possible, le siége des abcès qui nous occupent. Et, d'abord, il convient de faire remarquer que les collections purulentes dont les os peuvent être le siége sont situées presque toujours, pour ne pas dire toujours, au niveau de l'extrémité des os longs et non pas au niveau de la diaphyse. Le tibia est, de tous les os longs, celui qui paraît affecté de préférence, et l'extrémité supérieure est atteinte deux fois plus souvent que l'extrémité inférieure.

Cependant, ces points étant bien établis, nous devons encore, pour terminer notre tâche, établir en quel point de l'extrémité osseuse se fait la collection purulente. Ici, nous nous trouvons en présence d'un grand nombre d'opinions contradictoires et qui semblent s'exclure à ce point, que l'on serait tenté, au premier abord, de penser à des maladies distinctes, suivant le siége indiqué par les auteurs.

Pour Cruveilhier, le siége des abcès est uniquement l'épiphyse, et n'est jamais situé dans le canal médullaire. M. Broca admet, au contraire, que la maladie siége dans le canal médullaire et résulte d'une médullite chronique suppurée. A l'appui de sa thèse, Cruveilhier invoque une série de raisons qui tendent à prouver que, dans un certain nombre de cas, la collection purulente était située au sein même de l'épiphyse, mais qui ne parviennent pas à démontrer l'impossibilité d'un abcès à l'extrémité du canal médullaire. D'ailleurs, Cruveilhier lui-même donne au mot épiphyse une signification assez vague ; il admet que l'on peut désigner par ce terme toute la portion renflée de l'os, et non pas seulement cette partie dont le développement a lieu par un noyau séparé. C'est là un sens plus chirurgical qu'anatomique, et nous sommes bien tenté de nous rattacher aux opinions émises successivement par M. Gosselin et par M. Ollier.

Pour le premier de ces auteurs (1), la collection purulente se fait dans l'épaisseur du tissu spongieux, tantôt au-dessus, tantôt au-dessous du cartilage de conjugaison. D'après M. Ollier, il s'agirait d'une af-

(1) *Arch. de méd.*, nov. 1858.

fection diaphysaire localisée à l'extrémité du canal médullaire ou dans la portion du tissu spongieux qui avoisine le cartilage de conjugaison. Ces idées ont été défendues dès 1862, dans la thèse inaugurale de l'un des élèves de M. Ollier, le docteur Gamet, lequel prétend qu'à l'autopsie on trouve toujours les lésions diaphysaires plus avancées que les lésions épiphysaires, et que celles-ci paraissent être en partie sous la dépendance du décollement et de la macération de l'épiphyse. Il s'agit, d'ailleurs, de s'entendre sur les mots. En donnant, avec Cruveilhier, au mot *épiphyse*, la signification que nous avons indiquée, ne nous trouvons-nous pas dans les limites indiquées aussi bien par Gosselin que par Ollier et Gamet, et, dès lors, est-il bien important de discuter longuement pour savoir si la maladie dont nous nous occupons doit être étudiée sous le nom d'*abcès épiphysaire* ou *juxta-épiphysaire?* N'est-il pas, d'ailleurs, naturel de penser que c'est surtout au voisinage du cartilage de conjugaison que les principaux phénomènes doivent se produire, quand on songe au rôle important que joue ce cartilage pour l'accroissement des os en longueur; et ne sait-on pas que toujours la susceptibilité pathologique est en raison directe de l'activité nutritive? Cette manière de voir nous paraît, en résumé, la plus simple et la plus conforme aux données de la physiologie expérimentale. Cette question de siége étant élucidée, nous devons faire remarquer en passant qu'il existe, outre les abcès dont nous venons de parler, des collections purulentes, admises par Cruveilhier lui-même, qui occupent un point déjà éloigné de l'épiphyse et qui, par conséquent, ne sont pas situées à l'extrémité du canal médullaire. Le siége même de ces collections suffit à les différencier d'une façon complète. Nous nous contentons de les signaler, parce qu'elles ne rentrent pas dans le cadre que nous nous sommes tracé.

Jusqu'ici nous nous sommes occupé de l'abcès en lui-même; il nous faut, en terminant cet exposé d'anatomie pathologique, dire comment se comportent les parties voisines et quelles modifications elles subissent d'une façon concomitante à la formation de l'abcès. Le périoste présente les lésions caractéristiques de l'inflammation : ses vaisseaux

sont plus nombreux qu'à l'état normal, et de plus leur calibre est aug-
menté; il est épaissi, se décolle facilement des parties sous-jacentes, et
dans certains cas même on trouve au-dessous de lui une substance
demi-liquide qui le sépare de l'os. Il est rare que la périostite elle-
même parvienne à la période de suppuration. Le tissu osseux présente
toujours les altérations propres à l'ostéite dans le voisinage de la cavité. Presque toutes les observations qui ont trait aux abcès des os
signalent la condensation du tissu spongieux au voisinage de la cavité.
Depuis Cruveilhier, cette ostéite condensante affecte deux formes spé-
ciales. Dans l'une, l'ostéite paraît surtout développée aux dépens des
couches les plus superficielles ; c'est cette forme qu'il désigne sous le
nom d'*ostéite périphérique*. Dans l'autre forme, l'hypertrophie a lieu
dans l'épaisseur même du tissu osseux ; c'est l'ostéite interstitielle.
Pour expliquer les mêmes phénomènes, Perret pense qu'il faut tout
simplement admettre deux cas : ou bien on a affaire à une ostéite à sa
première manifestation, et alors elle est forcément raréfiante et suppurée au centre, condensante à la périphérie, cette condensation étant
secondaire et variable; ou bien c'est une ostéite récidivée sur une lésion ancienne, et alors la raréfaction et la suppuration se font au sein
d'un ancien tissu condensé, dont une partie repasse à l'état embryonnaire. Cette sclérose du tissu qui avoisine la cavité de l'abcès est une
barrière naturelle à la guérison spontanée de celui-ci, guérison qui
pourrait s'effectuer par son ouverture au dehors. Dans certains cas
cependant, ainsi que nous l'avons vu à propos de la symptomatologie,
cette ouverture a pu se produire ; mais le plus souvent, avant d'arriver jusqu'à la cavité de l'abcès, le chirurgien rencontre une rondelle
épaissie et sclérosée. Nous avons vu que, dans le plus grand nombre
de cas, l'articulation située au voisinage de l'abcès reste intacte et
que les mouvements du membre sont conservés. Nous pouvons en conclure que l'abcès ne s'ouvre que bien rarement du côté de l'article.
Ce n'est en effet qu'exceptionnellement qu'il y a communication entre
l'abcès et l'articulation.

Dans le cas de M. Richet, cité par Cruveilhier, la communication n'existait pas encore ; mais on trouva, du côté de l'articulation, deux petites pertes de substance qui n'étaient séparées de la collection purulente que par une épaisseur d'os si petite, qu'il y aurait eu plus tard communication. M. Duplay, tout en admettant que cet accident est rare, incline cependant à penser qu'un certain nombre d'arthrites tibio-tarsiennes ou fémoro-tibiales sont dues à l'ouverture d'abcès osseux dans ces articulations, et il serait même porté à croire à la propagation, à ces mêmes articulations, de l'inflammation entretenue par la présence dans l'épiphyse voisine d'une collection purulente. Il dit qu'il a dû, en 1872, pratiquer l'amputation de la jambe chez un garçon de vingt-cinq ans, présentant les signes d'une lésion grave de l'extrémité inférieure du tibia et de l'articulation tibio-tarsienne, et parvenu au dernier degré de marasme. Il s'agissait, dans ce cas, d'un magnifique abcès de l'épiphyse inférieure du tibia, avec suppuration des parties avoisinantes, mais sans ouverture de l'article.

DIAGNOSTIC

Lorsque nous nous sommes occupé des symptômes par lesquels se manifeste l'évolution des abcès épiphysaires, nous avons successivement insisté sur le gonflement qui existe au niveau du point attaqué et sur la douleur qui l'accompagne. Un certain nombre de maladies des os, et même des parties molles, présentent des symptômes que l'on pourrait, au premier abord, confondre avec ceux des abcès épiphysaires. Il importe de montrer comment on peut éviter la confusion, afin de rendre plus nets, plus clairs et plus précis, les renseignements relatifs à la maladie dont nous nous occupons. D'autre part, le diagnostic ne repose pas uniquement sur l'étude des symptômes; il est le

résultat d'une opération intellectuelle complexe, d'un jugement porté
sur les différentes conditions étiologiques, sur les circonstances diver-
ses, etc., qui ont accompagné, précédé ou suivi l'apparition de la
maladie. Nous aurons donc, dans ce chapitre, à examiner successivement les caractères des différentes affections qui ressemblent aux abcès
épiphysaires, et, chemin faisant, à chercher, en dehors des symptômes
physiques et fonctionnels suffisamment tranchés, dans les notions
fournies par la durée, la marche, l'évolution, les conditions antérieures, etc., la caractéristique de l'affection qui fait l'objet de notre étude.

1° Et, d'abord, ce que nous aurons à dire au sujet de la marche de
la maladie suffira à faire rejeter les affections aiguës du périoste, les
abcès sous-périostiques. Quant à la période chronique, elle présente
en général un gonflement beaucoup plus limité que celui que nous
avons décrit, et il est bien rare, de plus, que, dans un certain nombre
de circonstances, son apparition ne puisse être rattachée par le malade
à un fait précis, à un traumatisme, ce qui est au contraire fort difficile quand il s'agit d'abcès épiphysaires. Dans les cas où la périostite
chronique est de cause interne, une médication appropriée ne tarde pas
à en triompher, et même alors la durée est beaucoup moins longue.

2° Il ne sera pas non plus difficile d'éliminer, on pourrait presque
dire à priori, les cas d'ostéo-myélite aiguë dans lesquels la marche
est rapide, les accidents généraux graves; quant à l'ostéo-myélite chronique suppurée, la durée moins longue de la maladie, les caractères
de la douleur moins tranchés que pour les abcès, le siége de la collection purulente au niveau du canal médullaire, plus ou moins loin de
l'épiphyse, mais toujours en dehors du tissu spongieux de l'extrémité
de l'os, le gonflement plus diffus, moins limité, etc., sont des raisons
suffisantes pour faire distinguer les deux affections.

3° On pourrait au premier abord, et en raison de la proximité presque absolue du siége, hésiter pour savoir si l'on a affaire à un abcès
osseux ou à cette inflammation particulière des extrémités des os longs
que Chassaignac a désignée sous le nom de *typhus des membres*. Mais,
dans cette phlegmasie, les symptômes sont beaucoup plus accusés; le

4

gonflement n'est pas limité ; il affecte au contraire, dès son apparition, un caractère de diffusion et d'extension particulières. En même temps les symptômes généraux sont des plus graves, la suppuration se produit d'une façon très-rapide. En admettant qu'on ait pu hésiter un moment, on sera bientôt fixé.

4° Il y a certainement des points de ressemblance entre l'affection connue sous le nom de *nécrose épiphysaire* et l'*abcès épiphysaire*. Mais, dans la nécrose, la marche est bien plus rapide, la réaction inflammatoire est bien plus marquée. Contrairement à ce qui se passe pour les abcès, l'articulation voisine subit constamment un retentissement inflammatoire, enfin la douleur est plus modérée. Ajoutons à ces caractères différentiels que la périphérie de l'os ne subit pas la condensation que nous avons signalée au chapitre Anatomie pathologique, et qu'enfin, dans la plupart des cas, on trouve un séquestre dans la cavité. Lorsque le séquestre fait défaut, les renseignements fournis par le malade sur le moment de son issue empêcheront le chirurgien de commettre une erreur.

5° Le diagnostic différentiel entre l'abcès épiphysaire et la tumeur blanche ne présente pas en général de sérieuses difficultés. Dans la tumeur blanche, les deux os qui concourent à former l'articulation sont malades ; l'articulation elle-même présente des lésions plus ou moins avancées ; dans les abcès epiphysaires, un seul os est atteint. De plus, ainsi que nous avons eu plusieurs fois l'occasion de le faire remarquer, l'articulation jouit d'une immunité, sinon absolue, au moins très-grande.

6° Jusqu'ici, nous voyons qu'il n'est pas fort difficile de différencier les abcès épiphysaires des maladies que nous venons de passer en revue. Mais, lorsqu'on aborde la série des tumeurs intra-osseuses, la tâche du chirurgien devient beaucoup plus délicate, et il a beaucoup plus besoin que pour la série précédente de faire preuve de tact et de sagacité. Cependant, en s'entourant de tous les renseignements désirables, en ayant toujours présentes à l'esprit les notions de durée, de marche, etc., sur lesquelles nous avons suffisamment inisté, on peut espérer ne pas commettre d'erreur.

7° *Sarcomes.* — Ces tumeurs ne sauraient être confondues avec les abcès épiphysaires. Elles évoluent plus rapidement ; leur volume n'est jamais très-considérable ; mais cependant le gonflement est plus prononcé que dans les cas d'abcès. Leur consistance est variable et dépend de l'épaisseur du tissu osseux qui les recouvre. Lorsque les sarcomes sont sous-périostiques, leur consistance peut être assez grande, et il est possible de les confondre avec des exostoses. Quand la production est intra-osseuse et diffuse, on observe par places des points ramollis.

8° *Ostéosarcomes.* — Les ostéosarcomes se développent assez souvent vers les épiphyses, ou à l'union de l'épiphyse et de la diaphyse. Cette communauté, ou plutôt cette similitude du siége, pourrait être l'origine d'une erreur de diagnostic, si l'on ne considérait, d'autre part, que la tuméfaction qu'elles présentent est loin d'être aussi régulière que celle des abcès épiphysaires, que la consistance de la tumeur est inégale dans les différents points de sa surface. D'après Marchand et Verneuil, ce caractère serait un des plus constants ; de plus, dans son ensemble même, la coque osseuse n'est pas aussi résistante que dans les cas d'abcès : l'os paraît au contraire aminci.

Quand on comprime la tumeur, on perçoit cette sensation spéciale à laquelle Dupuytren avait donné le nom de *bruit de parchemin*. Quelquefois même ce sont de véritables craquements qu'on peut entendre, par suite de fracture de la couche la plus superficielle. De plus, la maladie évolue dans un temps beaucoup moins long ; les symptômes d'infection générale se produisent ; les ganglions lymphatiques présentent des signes manitestes d'engorgement. Lorsque des tubercules envahissent les extrémités supérieures des os longs, il est bien rare que ce soit sur un seul point ; on observe le plus souvent, à intervalles rapprochés, des manifestations de la même maladie sur deux points du corps. L'état de la poitrine fournit en outre de précieux renseignements. A défaut de ces manifestations multiples et des données fournies par l'auscultation, il est bon de se rappeler d'abord que les tubercules osseux ne déterminent pas une ampliation aussi considérable du volume de l'os, et, en second lieu, que, contrairement à la collection purulente, la masse tuberculeuse tend à se porter vers la surface articulaire voisine, pour donner naissance à une arthrite aiguë par un mécanisme qui, d'après Nélaton, doit être rapproché de celui par lequel une pleurésie aiguë se déclare à la suite de l'ouverture d'un foyer tuberculeux dans la plèvre.

9° Les tumeurs vasculaires des os, les anévrysmes des os, sont caractérisés par une fluctuation plus ou moins nette, des battements isochrones aux pulsations artérielles, et enfin par un bruit de souffle. Chez le malade dont nous rapportons l'observation, les battements isochrones existaient, et on pouvait même rendre ce phénomène très-sensible en adaptant à l'orifice fistuleux un petit tube rempli de liquide : les mouvements de la colonne liquide ainsi constitués étaient alors très-manifestes ; mais l'auscultation de la tumeur, pratiquée avec soin, ne permit à aucun moment de percevoir le bruit de souffle dont nous venons de parler.

10° La confusion entre les abcès épiphysaires et les gommes syphilitiques sous-périostiques n'est guère possible. Les gommes constituent des tumeurs beaucoup plus petites, dont la consistance est bien différente du gonflement osseux. Parvenues à la période de suppuration, elles provoquent l'écoulement d'un liquide spécial et laissent à leur place une ulcération dont les caractères, précis et nets, mettront toujours le chirurgien sur la voie du diagnostic. Quant aux douleurs qu'on désigne sous le nom d'*ostéocopes*, elles peuvent en imposer ; il suffira cependant de se rappeler que la douleur de l'abcès épiphysaire est influencée par la marche, la station debout, les variations de température, pour que la confusion ne soit plus possible. Les douleurs ostéocopes ne paraissent pas être modifiées par les influences extérieures ; elles se montrent presque exclusivement la nuit, mais c'est sous l'influence de la chaleur du lit, puisque les individus qui se couchent dans la journée, à cause des exigences de leur profession, les ressentent à ce moment. Enfin la douleur n'est jamais aussi prononcée dans la syphilis.

11° La plus grande difficulté que le chirurgien rencontre dans le diognostic des abcès épiphysaires est sans contredit celle qui résulte des nombreux points de ressemblance et des différences toujours légères qui existent entre la maladie dont nous nous occupons et cette variété particulière de phlegmasie osseuse désignée sous le nom d'ostéite névralgique. Nous allons cependant essayer de montrer en quoi elles diffèrent. Et d'abord, en considérant les symptômes physiques, on reconnaît que la tuméfaction de l'os, dans l'ostéite névralgique, est moins limitée, plus diffuse, que dans l'abcès épiphysaire. Nous avons vu que, pour ce dernier, le gonflement est presque toujours circonscrit, et nous avons même indiqué que dans certains cas la tumeur semble proéminer sur un point. Si nous interrogeons ensuite les symptômes fonctionnels, nous sommes forcés de convenir que le plus important de ces symptômes, nous voulons parler de la douleur, présente dans ces deux cas les mêmes caractères essentiels. Nous avons suffisamment insisté sur ces caractères pour qu'il soit inutile d'y revenir. Au point de vue du siége, on peut dire que l'ostéite névralgique est assez souvent située vers le centre de la diaphyse, tandis que nous avons vu que les abcès dont nous nous occupons siégent toujours au niveau de l'épiphyse elle-même, ou tout au moins dans le tissu spongieux juxta-épiphysaire, et ne communiquent jamais, au dire de certains auteurs, avec le canal médullaire. C'est là, au point de vue du diagnostic différentiel, un signe important, capable à lui seul de faire éliminer l'idée d'abcès lorsque le siége de la maladie sera manifestement au niveau de la diaphyse. M. Perret résume en ces termes les éléments de différenciation qui existent entre l'ostéite névralgique et l'abcès épiphysaire. « En résumé, dit-il, chez un malade atteint d'une ostéite accompagnée de douleurs violentes, à exacerbations nocturnes ; d'une tuméfaction étendue, mal limitée, diffuse ; lorsque la lésion siége sur un os autre que le tibia, et dans un point éloigné de l'épiphyse ; en l'absence de lésions osseuses antérieures, le chirurgien est autorisé à songer à une ostéite névralgique.»

MARCHE

Le plus souvent, le début des abcès épiphysaires est insidieux : ce sont d'abord des douleurs vagues, sourdes, qui apparaissent au niveau du point où siégera plus tard la collection purulente ; puis, sous l'influence d'une cause insignifiante en apparence, spontanément quelquefois, ces douleurs s'accusent ; elles prennent les caractères si précis et si tranchés que nous avons décrits à propos du chapitre des Symptômes, pour arriver, après des périodes de calme et de repos presque absolu dont la durée est variable, à ce degré de continuité si frappant qui n'est interrompu que par des exacerbations qui se montrent de préférence pendant la nuit. En même temps que la douleur suit la marche que nous venons d'esquisser rapidement, les symptômes physiques apparaissent dans l'ordre que nous avons déjà indiqué. Telle est, dans son ensemble, la physionomie de la maladie dont nous nous occupons. Il y a bien, d'après M. Perret, des cas dans lesquels le début est brusque et l'évolution rapide ; mais, d'une façon générale, on peut dire que la marche des abcès épiphysaires est chronique. Les exacerbations de la douleur, qui paraissent être en rapport avec des poussées aiguës profondes, n'enlèvent pas à la maladie ce caractère de chronicité si important en lui-même, que nous avons d'ailleurs si souvent invoqué quand nous nous sommes occupé du diagnostic.

DURÉE

Il résulte de ce que nous venons de dire de la marche des abcès épiphysaires que la durée de leur évolution est longue. Elle varie entre vingt-cinq ans et trois ou quatre ans. Cruveilhier donne une période moyenne de dix ans et sept mois. Cette moyenne est établie par lui d'après le relevé de onze cas. En raison de l'obscurité des symptômes de début, il est bien difficile de préciser l'époque à laquelle la maladie a fait son apparition. Il importe seulement de savoir qu'en fait d'abcès épiphysaires, contrairement à ce qui se passe pour certaines maladies des os, il faut toujours compter par mois et par années. Cruveilhier fait, en outre, remarquer avec raison que, pour les cas publiés par Brodie et les auteurs qui l'ont suivi de près, l'incertitude dans laquelle se trouvèrent les chirurgiens à propos du traitement à instituer a pu rendre plus longue la durée d'une maladie contre laquelle, à l'heure actuelle, on aurait employé beaucoup plus tôt les ressources de l'art.

TERMINAISON

En décrivant les lésions anatomo-pathologiques des abcès épiphysaires, nous avons montré qu'au pourtour de la cavité osseuse existait le plus souvent une zone de tissu osseux présentant des signes manifestes de sclérose, de condensation. Nous reviendrons sur ces faits en nous occupant de la terminaison des abcès épiphysaires, à cause de leur importance et de l'influence qu'ils exercent sur la marche de la maladie. L'épaisseur du tissu osseux voisin de la cavité est, en effet, l'obstacle le plus considérable à l'ouverture spontanée de l'abcès; il y a là un antagonisme curieux à faire ressortir. D'un côté, nous trouvons une collection purulente qui tend à se faire jour, à progresser incessamment du côté des parties superficielles; de l'autre côté, nous trouvons un tissu osseux qui, par suite de l'irritation chronique dont il est l'objet, subit une série de modifications de structure dont le dernier terme est l'épaississement, la condensation, la sclérose. Dans cette lutte, c'est la collection purulente qui est modifiée dans son évolution; et le lecteur comprendra facilement, après la lecture des détails dans lesquels nous venons d'entrer, que Cruveilhier ait pu dire que la terminaison ordinaire des abcès épiphysaires est la chronicité, qu'il considère comme le caractère le plus constant de la maladie. Ainsi environnée d'une barrière infranchissable, la collection purulente, au bout d'un certain temps, s'enkyste; elle devient stationnaire et persiste indéfiniment jusqu'au moment où le malade vient réclamer le bénéfice de l'intervention chirurgicale. Le mode de terminaison que nous venons d'indiquer n'est pas le plus naturel, si l'on considère que dans toute maladie existe une tendance naturelle à la guérison; mais nous avons vu comment ce processus curatif spontané est enrayé dans son évolution. Si ce mode de terminaison n'est pas le plus naturel, on conviendra qu'il est le plus logique après ce qui a été dit plus haut. Il est aussi le plus fréquent.

Dans certains cas cependant, la maladie, tout en conservant ce caractère de chronicité que nous avons rencontré partout au cours de ce travail, se termine par l'ouverture spontanée de la collection purulente à l'extérieur. Nous verrons que cette ouverture, à laquelle Chassaignac donnait le nom de *trépanation spontanée,* est une condition qui modifie le pronostic et le rend plus favorable. Le mécanisme suivant lequel cette ouverture a lieu est probablement lié à un travail de raréfaction inflammatoire en sens inverse de celui dont nous venons de parler, travail en vertu duquel peuvent se produire une ou plusieurs perforations qui donnent passage au pus. Il peut se faire aussi qu'une inflammation aiguë se développe aux dépens du périoste ou de la moelle; puis, lorsque les phénomènes inflammatoires se sont dissipés, on s'aperçoit qu'une fistule s'est formée. C'est dans des faits appartenant à ce mode d'ouverture que l'on trouve un petit séquestre sur les linges du pansement. Quoi qu'il en soit, et abstraction faite du mécanisme suivant lequel se produit la trépanation spontanée, il ne faudrait pas croire qu'elle s'accompagne toujours de la disparition des douleurs. On est autorisé à penser que la persistance des phénomènes douloureux est sous la dépendance des difficultés qu'éprouve le pus à se faire jour, soit à cause des dimensions étroites de l'ouverture, soit à cause des anfractuosités du trajet.

A côté de la terminaison par ouverture spontanée à l'extérieur, vient enfin se placer la terminaison par ouverture dans l'articulation voisine. Mais cette terminaison est la plus rare. Cependant nous avons vu que M. Duplay admet qu'elle est plus fréquente qu'on ne le pense, et que c'est à elle qu'il faut attribuer un certain nombre d'arthrites graves développées par continuité.

PRONOSTIC

On peut se placer à deux points de vue différents pour apprécier la gravité des abcès épiphysaires, suivant que l'on considère leur influence sur la vie même du malade ou seulement sur les fonctions du membre qui est le siége de la maladie. Sous le premier point de vue, le pronostic est toujours grave, sans être absolument fatal. Il est grave, si l'on considère les dangers qu'entraîne avec lui tout travail inflammatoire profond ; cependant, ce que nous avons déjà dit à propos de la maladie suffit à prouver que la vie du malade n'est mise en danger qu'au bout d'un temps assez long. En se plaçant au second point de vue, on est encore obligé de reconnaître que le pronostic est loin d'être bénin, car les malades sont incapables de tout travail sérieux, et nous avons suffisamment montré que la station debout, la marche, favorisaient le retour des douleurs et augmentaient leur intensité.

Malgré les avantages du traitement par la trépanation, sur lesquels nous appellerons l'attention du lecteur dans le chapitre suivant, il est bon de faire remarquer que les abcès épiphysaires ne peuvent être diagnostiqués d'une façon suffisamment précise que lorsqu'ils existent déjà depuis un temps assez long, et que, dans ces conditions, le malade est exposé aux dangers que nous avons signalés au début de ce chapitre. De plus, lorsque, d'emblée ou consécutivement, on est obligé de recourir à une amputation, malgré les résultats favorables fournis par les pansements antiseptiques, il faut reconnaître qu'il s'agit d'une opération grave par elle-même, grave aussi par ses conséquences, puisqu'il s'agit de la perte d'un membre. Une condition qui modifie d'une façon très-favorable le pronostic, c'est l'ouverture spontanée de l'abcès. Lorsque cette terminaison se produit, on peut espérer, au moins d'une façon générale, que le processus curatif aboutira au retrait de l'os sur lui-même, et à la disparition de la cavité. Lorsqu'il n'en est pas ainsi, il est toujours facile et plus sûr de pénétrer dans l'intérieur de la cavité, d'y faire de fréquents lavages antiseptiques et de favoriser ainsi la guérison. Quoique l'ouverture spontanée soit une circonstance favorable, elle présente souvent des inconvénients : d'abord elle est la plupart du temps trop étroite; ensuite, elle ne se produit pas dans les parties les plus déclives de l'abcès. Ce sont là deux conditions défavorables pour l'écoulement du pus au dehors. S'il est facile de remédier au premier de ces inconvénients en agrandissant l'orifice fistuleux, il est plus difficile de remédier au second.

Chez le malade de M. Dubrueil, les cavités multiples étant très-vastes et très-anfractueuses, on avait dû, pour faciliter l'écoulement du pus et les lavages, agrandir l'ouverture préexistante et de plus faire deux nouvelles ouvertures à chacune des extrémités du diamètre transversal. Malgré toutes ces précautions, le foyer ne se vidait pas bien, et c'est cette condition défavorable, jointe à l'affaiblissement du sujet, qui a empêché l'opération de la trépanation de réussir et qui a fait qu'on a dû recourir à une opération plus radicale, celle de l'amputation.

En résumé, le pronostic des abcès épiphysaires est surtout grave par l'intensité des douleurs, et par la réaction nerveuse qu'ils procurent. La maladie que nous étudions ne met pas d'une façon rapide la vie du malade en danger ; mais elle peut cependant entraîner la mort, à la suite des opérations qui sont indiquées et aussi par les progrès de la suppuration.

TRAITEMENT

Une fois le diagnostic bien établi, quelle conduite doit tenir le chirurgien ? La première, la plus importante, celle qui domine en quelque sorte toute l'intervention chirurgicale, c'est de donner issue au pus, et de pratiquer un large débridement. L'abcès intra-osseux se trouve en effet dans les mêmes conditions qu'un abcès des parties molles. La seule différence, c'est qu'entre la collection purulente d'une part et l'extérieur d'autre part, existe une barrière qui, par sa nature, ne cède pas aussi facilement. Il y a plus : ce que nous avons dit au chapitre Anatomie pathologique, au sujet des parties voisines de l'abcès, cette sclérose, cette condensation du tissu osseux périphérique que nous avons vue signalée d'une façon à peu près générale par les auteurs qui se sont occupés de la question, rend encore plus difficile l'ouverture spontanée de l'abcès. D'autre part, il est bien évident qu'en présence des douleurs atroces dont souffre le malade, il est nécessaire de diriger contre le mal une thérapeutique active et énergique et que l'expectation ne saurait être ici approuvée. Etant donc bien établi qu'il faut agir et qu'il faut ouvrir la collection purulente, quels sont les moyens à employer pour parvenir à ce résultat? Il faut supprimer la barrière qni existe, faire disparaître une rondelle osseuse ; il faut, en un mot, pratiquer la trépanation. Quelques mots d'historique sur ce mode d'intervention chirurgicale nous paraissent nécessaires. Bien que la trépanation soit une opération fort ancienne, pratiquée depuis la plus haute antiquité et qui, pour employer une expression un peu vulgaire, se perd en quelque sorte dans la nuit des temps, elle était presque exclusivement réservée pour les cas de fracture du crâne, de compression du cerveau ; et encore, disons-le en passant, ses indications étaient-elles établies d'une façon un peu vague et un peu obscure.

Ce n'est guère que vers la fin du siècle dernier qu'on appliqua le trépan pour faciliter l'issue des séquestres à la suite de nécroses osseuses. Il faut arriver jusqu'à Brodie, qui, en même temps qu'il faisait connaître l'évolution des abcès intra-osseux, établit d'une façon nette les indications du traitement de cette maladie et montra qu'on pouvait en obtenir la guérison par l'emploi du trépan. En France, les travaux de M. Broca, de M.Cruveilhier, ont eu pour résultat de démontrer la même possibilité.Depuis cette époque, les travaux se sont multipliés. Nous citerons en quelque sorte au hasard les noms de MM. Gosselin, Després, Duplay, qui ont successivement montré, et à des époques différentes, les avantages de ce mode d'intervention chirurgicale. On trouve également, dans les auteurs anglais et dans les publications de ces dernières années, des cas de guérison d'abcès osseux obtenus par la trépanation. Quoi qu'il en soit, et malgré les résultats favorables, il convient d'ajouter que l'opération du trépan ne s'est pas généralisée, et que certains chirurgiens, dont la hardiesse chirurgicale ne saurait être mise en doute, ne la pratiquent qu'avec une certaine réserve. Il était nécessaire, nous le croyons du moins, de donner les détails historiques dans lesquels nous venons d'entrer, afin de rendre plus précise l'indication de l'intervention.

Il est un fait important que nous devons signaler, c'est l'innocuité de l'opération et son succès presque constant. Elle constitue une opération éminemment utile, puisqu'elle permet dans un grand nombre de cas de conserver un membre. Malgré le voisinage de l'articulation, elle n'entraîne presque jamais d'accidents sérieux.

MANUEL OPÉRATOIRE. *Premier temps.* Incision de parties molles. — Elle peut être cruciale (Nélaton) ou semi-lunaire. L'incision cruciale paraît être préférable, parce qu'elle donne en général une ouverture plus considérable. Après l'incision des parties molles vient celle du périoste, qui doit, bien entendu, avoir la même forme. Cela fait on dissè jue les téguments en même temps que le périoste, en ayant soin de laisser adhérentes entre elles les différentes parties. Les lèvres de la plaie sont ensuite maintenues écartées pour faciliter l'application de l'instrument.

Deuxième temps. — On peut tout simplement appliquer une couronne de trépan et pénétrer ainsi jusque dans la cavité de l'abcès. Dans certains cas cependant, par suite de l'ostéite condensante, le tissu osseux est dur à traverser : on est obligé, dans ces cas, d'appliquer le trépan perforatif seul, et, quand la tige est bien implantée dans l'os, d'adapter une couronne de trépan pour enlever la rondelle osseuse. Dans un cas rapporté par Cruveilhier, Nélaton fut obligé d'adopter cette manière de procéder. Enfin, lorsque l'épaisseur de l'os est trop considérable, Gosselin conseille de faire une perforation suivie d'évidement.

Lorsqu'à l'aide de l'un de ces moyens on est parvenu jusqu'à la collection purulente, on essaye de vider la cavité autant que possible. C'est pendant ce temps que les chirurgiens ont reconnu la sensibilité de la membrane qui tapisse la cavité, sensibilité qui peut être très-vive, ainsi que nous avons déjà eu l'occasion de le dire. Il suffit ensuite de panser la plaie; mais nous ne pensons pas qu'il soit utile d'entrer dans des détails à ce sujet. Pratiquée de cette façon, l'opération du trépan constitue, à proprement parler, une méthode curative de la maladie que nous étudions. Nous avons déjà dit qu'elle est innocente. En effet, au point de vue des résultats immédiats, elle ne provoque que bien rarement et d'une façon exceptionnelle des accidents sérieux. Il nous reste maintenant à dire quelques mots au sujet des résultats éloignés qu'elle fournit et du mécanisme par lequel la guérison s'effectue sous son influence. Il est probable que, sous l'influence du traitement employé, la vitalité du tissu osseux est profondément modifiée; qu'une partie du tissu sclérosé repasse à l'état embryonnaire; que de condensante l'ostéite redevient dans certains points raréfiante; et qu'enfin, lorsque cette raréfaction ne dépasse pas certaines limites, elle a pour résultat le retrait de l'os sur lui-même et la diminution de volume du gonflement. En même temps la cavité osseuse se remplit de bourgeons charnus qui fournissent d'abord du pus, arrivent ensuite au contact les uns des autres, et constituent ainsi un tissu de cicatrice analogue à celui qui se forme à la suite de toutes les suppurations osseuses.

Nous avons dit plus haut que les résultats fournis par l'opération du trépan sont des plus favorables ; mais cependant il ne faudrait pas croire que cette méthode puisse toujours être appliquée. Dans certains cas, en effet, on ne peut songer à conserver le membre, et il faut recourir à l'amputation. La principale raison pour laquelle les chirurgiens se décident à pratiquer cette amputation, que nous désignerons sous le nom de *primitive* est tirée de l'état local, du retentissement de la lésion sur l'articulation voisine, des accidents plus ou moins graves qui en résultent, et enfin du peu d'espoir qui reste de conserver au membre ses fonctions. On se décidera également à pratiquer l'amputation d'emblée lorsque l'état général du malade paraîtra défavorable, orsqu'il aura été affaibli outre mesure par la suppuration, le séjour au lit, etc.

Dans d'autres cas, après avoir appliqué le trépan, évacué la collection purulente, l'état du malade ne s'améliore pas, la fièvre s'allume, le pus est fétide, ichoreux ; un frisson survient, qui peut faire craindre le développement d'accidents septico-pyhémiques. Le chirurgien se décidera alors à faire le sacrifice du membre qu'il avait essayé de conserver. Il pratique dans ce cas l'amputation que nous désignerons sous le nom de *secondaire*. C'est ce qui est arrivé pour le malade dont nous publions l'observation. L'anfractuosité de la cavité osseuse, les diverticulum qu'elle présente, en favorisant la stagnation du pus, favorisent le développement d'accidents infectieux, qui mettent la vie du malade en danger· En dehors de ces faits, en quelque sorte exceptionnels dans l'histoire de la maladie qui nous occupe, le trépan est le mode d'intervention chirurgicale le plus favorable, celui qui donne les résultats les plus remarquables, puisqu'il permet de conserver aux malades des membres qui sans cela devraient être fatalement sacrifiés, et qu'il présente en outre les avantages que nous avons énumérés plus haut.

Il est bien rare que le chirurgien se décide à amputer ou à trépaner sans avoir au préalable, plus encore pour obéir aux désirs du malade que pour satisfaire ses espérances, employé une série de moyens médicamenteux que nous désignerons sous le nom de *traitement palliatif*. Quels sont les avantages que le malade peut en retirer? Ils sont évidemment bien petits. Tout au plus pourront-ils, dans quelques cas, ralentir un peu la marche de la maladie, amener une amélioration passagère, calmer les souffrances du malheureux patient et l'aider à supporter son mal, en le berçant dans la douce illusion d'une guérison prochaine.

Mais bientôt, sous l'influence de la cause la plus légère, souvent même sans cause appréciable, l'affection qui n'était qu'endormie s'éveille et fait de nouveaux progrès.

Les préparations iodurées, destinées à agir contre l'état général, ont été longtemps employées, sans donner jamais de résultats sérieux. L'opium, le bromure de potassium, les injections sous-cutanées de morphine et d'atropine dirigées contre l'élément douleur, procurent un soulagement passager, mais n'entravent pas, cela va sans dire, la marche de la maladie. Quant à la périodicité des douleurs, elle n'est nullement modifiée par les préparations de quinine. M. Ollier conseille l'application sur la partie malade de larges vésicatoires qui, dans certaines circonstances, donnent de bons résultats au point de vue de la douleur. Nélaton recourt à la compression du membre par l'ouate (thèse de Naud, 1868). Nous croyons inutile d'insister davantage sur l'emploi de ces moyens, dont l'influence ne peut être que passagère, et nous pensons que l'intervention chirurgicale sous les deux formes que nous avons indiquées est seule capable d'amener la guérison.

Observation Iʳᵉ

Recueillie dans le service de M. le professeur Dubrueil, à l'hôpital Saint-Éloi

Couétard (Joseph), âgé de trente ans, employé de commerce, domicilié à Cette. Il est marié et a un enfant de trois ans bien portant. Du côté de l'hérédité, rien qui puisse intéresser. Pas de traces de syphilis, tempérament nerveux, constitution délicate. Il n'a pas été sérieusement malade avant vingt ans, époque à laquelle a débuté la maladie pour laquelle il est entré à l'hôpital. Au mois de mai 1870, il aidait à éteindre un incendie et se trouvait baigné de sueur, lorsqu'il fut fortement mouillé. Il eut une forte courbature, accompagnée de fièvre, et, peu de temps après, il ressentit des douleurs dans les articulations, douleurs qui, selon toute probabilité, étaient de nature rhumatismale. Il put néanmoins continuer à vaquer à ses occupations: il était alors coiffeur et obligé de se tenir longtemps debout. Au mois de février 1871, sans cause connue, il éprouva des douleurs au niveau du genou gauche. Elles persistèrent avec des variations d'intensité pendant deux mois. De juillet à décembre, le genou a acquis le volume qu'il a aujourd'hui. En même temps survint une contracture des muscles postérieurs de la cuisse, qui détermina la flexion de la jambe. La tumeur était moins dure qu'elle n'est aujourd'hui; en certains-points, elle était légèrement dépressible. Le médecin fut alors consulté: il prescrivit des frictions résolutives et calmantes, des bains de sable au bord de la mer, enfin des vésicatoires, que l'on fit suppurer pendant trois mois, et des badigeonnages à la teinture d'iode.

En 1872, les douleurs disparurent, ainsi que la flexion du genou, et le malade, qui ne marchait qu'avec le secours d'une canne, put alors se passer d'appui. Sous l'influence de cataplasmes faits avec des plantes aromatiques, l'amélioration s'accentua. Le malade embrassa alors la profession de clerc de notaire, qu'il exerça jusqu'au commencement de 1875.

Ce fut alors que, voyant que la marche était devenue beaucoup plus facile, malgré la persistance de la tumeur, qui était alors très-dure, il reprit son état de coiffeur, métier pénible, qui, outre les longues heures pendant lesquelles il était obligé de rester debout, le forçait en outre à faire de longues courses pour aller voir les clients. En 1877, comme il ne souffrait pas du tout, il se décida à se marier. A cette époque, il vint s'établir à Cette. Au mois d'août 1880, il fut atteint d'une fièvre typhoïde grave, accompagnée d'accidents cérébraux et d'accidents intermittents, traités par le sulfate de quinine. Dans le cours de sa maladie, qui dura deux mois, la douleur du genou se réveilla et se localisa à la l'extrémité supérieure et la partie externe du tibia. Il se forma en ce point un vaste abcès, qui fut ouvert par le bistouri et donna issue à une quantité considérable de pus, de sérosité et (au dire du malade) à des membranes filantes. Cette ouverture est restée fistuleuse.

A partir du mois de janvier 1881, cet homme a pu marcher avec une canne et exercer la profession de représentant de commerce, celle de coiffeur le fatiguant trop. Dans cet intervalle, il était arrivé à pouvoir faire d'assez longues courses, mais non sans souffrir. L'articulation du genou jouissait de mouvements assez étendus, et la jambe pouvait être portée dans l'extension. Le malade se trouvait donc relativement bien, quand, dans la nuit du 1er au 2 novembre, il fut pris de douleurs très-violentes au niveau du genou, douleurs qui persistèrent pendant quarante-huit heures. Applications de pommade mercurielle belladonée et de baume tranquille ; repos ; enveloppement du genou avec la ouate.

La douleur diminua. Le 5 novembre, au moment où le malade se levait, il sortit par l'ouverture agrandie une assez grande quantité de sang. Le malade se remit au lit et l'hémorrhagie s'arrêta. Deux jours après, nouvelle hémorrhagie, avec issue de caillots, de pus et de sérosité. Ce fut alors que le malade se décida à entrer à l'hôpital.

État actuel : En le voyant on est frappé de sa maigreur ; il n'y a pas de toux, et l'auscultation ne révèle pas de lésion appréciable du poumon. Ce qui frappe tout d'abord, c'est le gonflement du genou gauche. Un examen plus approfondi permet de constater que la tumeur n'est formée que par l'extrémité supérieure du tibia ; l'articulation est à peu près libre ; l'épiphyse fémorale a conservé son volume normal; la rotule est dans sa position naturelle, et on peut lui imprimer des mouvements de latéralité ; le malade imprime à son membre des mouvements de flexion et d'extension assez étendus. La tumeur est dure, de consistance osseuse, à sonorité plus claire que celle que donnent les os sains. Il n'y a ni dépressibilité, ni production de bruit de parchemin. La peau qui la recouvre, tendue et lisse, parcourue par des veines variqueuses, n'est ni rouge, ni adhérente. L'auscultation ne fait entendre aucun bruit de souffle. A la partie supérieure et antéro-interne de la tumeur existe un orifice fistuleux, communiquant avec une cavité creusée dans la tumeur et contenant du pus qui est animé de soulèvements isochrones aux pulsations artérielles. On peut rendre le phénomène plus sensible en adaptant à l'orifice fistuleux un petit tube rempli de liquide ; les mouvements d'ascension et de descente de la colonne sont manifestes. Un stylet introduit par la fistule pénètre assez profondément dans une cavité et donne la sensation d'os nécrosé. Cet examen permet de constater que la cavité est tapissée par une membrane, dans la majeure partie de son étendue. La circonférence de la tumeur, prise au niveau de son plus grand diamètre horizontal, donne 0,44 cent. et demi, tandis que le tibia du côté opposé, mesuré à la même hauteur, ne donne que 0,29 cent. Au point de vue de la longueur, il n'y a pas de différence notable entre les deux tibias. Les parties molles ne sont pour rien dans cette augmentation de volume, car elles sont notablement atrophiées. La cuisse du côté malade mesure 0,26 cent de circonférence, et le mollet 0,22; tandis que, du côté sain, on trouve 0,31 pour la cuisse, 24 pour le mollet. Les douleurs sont peu vives. Pansement de Lister. Température axillaire, 37° 7 ; partie moyenne antérieure de la tumeur, 33° 2 ; au-dessus de la tumeur, au niveau de la rotule, 32°. Dans les points correspondants sur le membre sain, 32° et 28°.

Les fonctions digestives sont en bon état.

La marche de la maladie est extrêmement lente, comme cela a lieu presque toujours. Chez notre malade, il y a eu, ce qui est rare, formation d'une fistule (trépanation spontanée).

L'ouverture est petite et, de plus, placée en avánt et en haut, en un mot dans les conditions les plus défavorables à l'écoulement du pus.

Le 16 novembre, au moyen d'une couronne de trépan, M. Dubrueil fait une ouverture à chaque extrémité du plus grand diamètre transversal. La couronne du trépan, appliquée en dehors, a conduit dans la cavité externe, séparée de l'interne par une épaisse cloison, que M. Dubrueil perfore au moyen de la gouge et d'une rugine. Il a alors introduit dans la cavité deux drains : l'un par l'orifice interne, l'autre par l'orifice externe. Lavages et pansements à l'eucalyptol.

Pendant les huit premiers jours qui ont suivi, la réaction a été peu marquée; l'état général s'est amélioré, ainsi que l'état local : il n'y a pas de douleurs, et le liquide qui s'écoule est à peine coloré. On a pu espérer un instant que le malade conserverait sa jambe. Mais, le 1er décembre, il a eu un premier léger frisson, avec fièvre et perte d'appétit. La température, qui, les jours précédents, était de 37° 9 le matin et 38° le soir, s'est élevée d'un degré. Le lendemain, nouveau frisson : on fait installer un système de lavages pseudo-continus. Le 4, il y a beaucoup de fièvre le soir. Le malade ne mange plus, s'émacie, perd l'appétit.

En présence de ces symptômes alarmants, M. Dubrueil se décide à sacrifier le membre. L'amputation est pratiquée le 5 décembre.

Pour prévenir l'hémorrhagie, qui pourrait avoir de fâcheuses conséquences pour le malade à cause de sa grande faiblesse, on applique la bande d'Esmarch. On réunit les lambeaux par des points de suture métalliques. Le lendemain de l'opération, la température est à 37°3, 38° 1. Le malade se trouve mieux; il a un peu reposé. La plaie a donné une petite quantité de pus. Lavages à l'eucalyptol; pansement antiseptique. Le 7, la température est à 37°3, 37. Le malade a bien reposé; il ne sort pas de pus par le drain. Alimentation légère. Le 8, l'amélioration de l'état général est déjà sensible. Le 10, il y a un peu de fièvre. On examine le moignon et on s'aperçoit qu'il existe à la région postéro-interne un point induré. La pression fait sortir du pus sanguinolent. Application de pommade mercurielle. A partir de ce moment, il n'est plus survenu aucun accident, et le malade quitte l'hôpital vingt-cinq jours après l'opération.

Examen de la pièce.—La pièce, débarrassée de ses parties molles, nous présente uue énorme tumeur, qui occupe l'extrémité supérieure du tibia; elle dépasse en arrière les limites de l'articulation. La cavité de cette tumeur est subdivisée en trois cavités secondaires par des cloisons incomplètes. Elle contient un liquide séro-purulent. En outre, dans l'épaisseur des parois se trouvent trois autres petites cavités complétement isolées les unes des autres, de forme arrondie, régulière et contenant du pus phlegmoneux. Pas de séquestre ; de plus, le malade affirme que l'orifice fistuleux n'a jamais donné passage à des portions d'os. Elles ont à peu près le volume d'une noisette. L'une des trois grandes cavités est assez régulière; mais les deux autres sont irrégulières, anfractueuses ; les trois réunies contiennent environ 250 gr. d'eau. Elles communiquent avec l'extérieur par trois ouvertures.

Les parois des cavités sont parcourues par des vaisseaux plus volumineux qu'à l'état normal. L'examen histologique de la membrane qui les tapisse nous a montré qu'elle est constituée par les éléments du tissu conjonctif (fibres et cellules), et par du tissu embryonnaire. Le pus des petites cavités avait la constitution du pus de bonne nature et n'offrait aucun caractère particulier. Quant à celui des grandes cavités, communiquant avec l'extérieur et soumises à de fréquents lavages, mêlé par conséquent à des produits étrangers, nous avons cru pouvoir nous dispenser de l'examiner, parce qu'on n'aurait pu tirer aucune conclusion des résultats obtenus.

Observation II

Recueillie à l'Hôtel-Dieu de Marseille dans le service de M. Combalat, par le Dr Raynaud, chef de clinique.

Abcès du condyle interne du fémur.—Trépanation et évidement de l'os.— Guérison.

Le nommé Robeau (Pierre), âgé de vingt-cinq ans, marin, originaire de la Martinique, de constitution faible, tempérament lymphatique, sans antécédents rhumatismaux ni syphilitiques, toussait depuis deux mois ; les sommets sont douteux. Il est entré à l'hôpital pour une douleur siégeant au niveau du condyle interne du fémur droit, douleur datant déjà de plusieurs années, au dire du malade, mais qui n'avait jamais été aussi vive. Elle a été d'abord intermittente, revenant à intervalles variables, et est ensuite devenue continue, avec exacerbations. Elle se serait manifestée à la suite de douleurs dans d'autres articulations, en particulier des articulations temporo-maxillaires. L'abcès douloureux pour lequel il est entré à l'hôpital dure depuis hui t jours, et a été précédé de fièvre et de céphalalgie.

On constate une augmentation de volume de l'extrémité inférieure du fémur et un gonflement des parties molles, sans rougeur des téguments, qui sont seulement lisses et tendus, et un point douloureux au milieu de la face interne du condyle. La pression à ce niveau augmente la douleur. Rien à noter du côté de l'articulation. Des mouvements de flexion et d'extension sont possibles et peu douloureux. Application de sangsues sur la région malade, julep diacodé pour la nuit.

Le lendemain, amélioration notable : les souffrances ont diminué. Immobilisation de l'articulation au moyen d'un pansement compressif au coton. Deux jours après, les douleurs apparaissent dans la nuit. Même traitement, suivi des mêmes effets. Enfin, quelques jours plus tard, elles reviennent de nouveau et se font remarquer par leur localisation sur un point, de la largeur d'une pièce d'un franc. Incision des téguments et des parties molles sous-jacentes. Trépanation du condyle, suivie de l'issue de pus mêlé à nne quantité assez considérable de sang. Les couches superficielles sont éburnées. Evidement de l'os au moyen de la rugine. La perte de substance ainsi produite peut loger une grosse noix. Lavages et pansement à l'alcool. La cavité est remplie de charpie imbibée d'alcool pur. Pansement compressif au coton ; potion calmante pour la nuit.

Le malade a été soulagé. La nuit qui a suivi l'opération a été bonne ; il n'y a presque pas de réaction. Quelques jours plus tard, la plaie commence à bourgeonner ; la cavité se comble peu à peu. Un mois après, la guérison paraît complète : plus de douleurs ; la plaie est cicatrisée, sauf un petit pertuis qui laisse suinter quelques gouttes de pus. Le malade contracte une pleurésie, qui nécessite son maintien dans le service et qui guérit dans l'espace d'un mois environ. Le malade se lève et peut faire des mouvements avec son genou ; il y a seulement un léger œdème le soir.

Enfin, il quitte le service en assez bon état. Le petit trajet fistuleux persiste encore ; le stylet ne rencontre pas de surface osseuse.

Observation III
(de M. Duplay)
Abcès de l'extrémité inférieure du tibia. — Trépanation. — Guérison.

Jeune homme de vingt-sept ans, boulanger. Entré une première fois dans le service de M. Duplay, le 5 janvier, pour une affection de l'extrémité inférieure du tibia gauche. Le malade racontait que, dix ans auparavant, sans cause appréciable, ni locale, ni générale, il avait eu un abcès de la face interne du tibia gauche. Cet abcès fut ouvert par un chirurgien, resta ensuite fistuleux pendant un certain temps, et finit par se cicatriser complétement, sans donner issue au moindre fragment osseux. Pendant une période de dix ans, le malade eut aussi une série d'environ vingt abcès, qui se comportèrent tous de la même manière, s'ouvrirent spontanément ou furent ouverts par des chirurgiens, restèrent longtemps fistuleux et se cicatrisèrent sans donner issue au moindre fragment osseux.

Le même genre d'affection amenait le malade dans le service de M. Duplay, au commencement de l'année 1873. Toute l'extrémité inférieure du tibia gauche était augmentée de volume, et cette augmentation était régulière, sans saillie ni dépression ; la consistance était uniforme, l'articulation tibio-tarsienne était parfaitement saine. Le malade éprouvait depuis dix ans des douleurs qui présentaient les caractères suivants : plus ou moins aiguës aux époques de formation de l'abcès, elles persistaient après la cicatrisation, en diminuant d'intensité et prenant la forme d'une douleur sourde, contusive, qui augmentait sous l'influence de la marche ou de la déclivité du membre. Le soir, en se couchant, le malade ressentait une douleur vive, qui se calmait et finissait même par disparaître par le repos dans la position horizontale. Après un examen attentif du malade, M. Duplay pensa qu'il s'agissait d'un abcès de l'épiphyse et proposa au malade la trépanation, dans le but de mettre un terme à cette interminable succession d'abcès, qui pouvait à la longue rendre nécessaire l'amputation du membre. Le malade sortit de l'hôpital après la cicatrisation de son nouvel abcès, y rentra le 14 décembre pour se soumettre cette fois-ci à l'opération proposée. Dès le lendemain, 15 décembre, l'opération fut pratiquée après qu'on eut endormi le malade. M. Duplay fit d'abord une incision cruciale, qui mit largement à découvert le foyer et montra que celui-ci était indépendant de l'os et extrapériostique. Le périoste fut ensuite incisé : il avait une épaisseur considérable, et fut très-difficile à détacher. Le tibia mis à nu, M. Duplay appliqua sur l'os une couronne de trépan : elle donna issue à une cuillerée de pus et permit de pénétrer dans une cavité régulière, sans anfractuosité, tapissée par une membrane rosée tomenteuse, et ne contenant aucune portion d'os nécrosé, aucune portion dénudée. Les suites de l'opération furent aussi simples que possibles : en un mois, la guérison fut complète. Aujourd'hui, le malade marche en boîtant encore légèrement. Les douleurs ont entièrement disparu.

CONCLUSION

L'étude des abcès épiphysaires est une étude pour ainsi dire encore nouvelle, et une de celles qui exercent le plus la sagacité du médecin. En prenant connaissance des travaux qui ont paru sur la question, nous avons pu nous convaincre que la lumière n'est pas faite sur tous les points et que de nouvelles recherches sont nécessaires. Nous n'en voulons pour preuve que les divergences d'opinion que nous avons remarquées entre les auteurs.

Nous nous contenterons de signaler les principales. C'est ainsi que, à propos de l'étiologie, nous voyons les traumistes et l'ostéite invoqués par les uns comme des causes occasionnelles de la maladie, tandis que pour d'autres (Cruveilhier), elle se développerait spontanément en dehors de tout traumatisme et de toute lésion inflammatoire. Pour ces derniers, l'épanchement serait d'abord séreux, et deviendrait purulent par suite d'une inflammation consécutive à l'épanchement ; tandis que, pour ceux qui admettent les traumatismes et l'ostéite comme causes de l'affection, elle suivrait une marche inverse. En somme, l'inflammation serait primitive pour les uns, consécutive pour les autres. Nous croyons que ces deux opinions peuvent être vraies, mais non pas dans tous les cas. Nous entendons dire par là que l'inflammation peut être tantôt primitive, tantôt consécutive, à la collection de liquide; mais nous croyons le second cas plus fréquent que le premier. Nous pensons qu'il doit être rare qu'un épanchement se forme sans trace d'inflammation.

Nous ne ferons que citer la question de siége, que nous avons assez longuement discutée dans le chapitre Anatomie pathologique.

La question de l'opportunité de la trépanation a été aussi diversement résolue par les auteurs. Cruveilhier ne la conseille que dans les cas où l'on a de grandes présomptions en faveur de l'existence d'une cavité contenant du liquide. Gosselin, de son côté, se montre moins exclusif et la conseille même dans l'ostéite à forme névralgique. S. Perret a publié sur ce sujet une thèse remarquable, qu'on peut consulter avec fruit (1).

Tels sont les points principaux sur lesquels nous avons cru, dans l'intérêt de la science, attirer l'attention du monde savant. Notre but, en les signalant aux observateurs, a été de les guider dans leurs recherches.

(1) Voir l'Index bibliographique.

INDEX BIBLIOGRAPHIQUE (1)

CRUVEILHIER.— Sur une Forme spéciale d'abcès des os où abcès douloureux des épiphyses (Thèse de Paris, 1865).

S. PERRET.—De la Trépanation dans les abcès des os (Thèse de Paris, 1877).

E. GOLAY.— Abcès douloureux des os (Thèse de Paris, 1879).

LAGRANGE.— Contribution à l'étude des abcès osseux (Thèse de Paris, 1880).

GAMET.— Ostéo-périostite juxta-épiphysaire (Thèse de Paris, 1862).

NAUD.— De l'Ostéite à forme névralgique (Thèse de Paris, 1868).

GOSSELIN. — Sur les Faux Abcès des os longs et l'Ostéite à forme névralgique (Bulletin de l'Acad. de méd. de Paris, 5 octobre 1875).

— Sur la Trépanation des os longs dans l'ostéite à forme névralgique. Compte rendu de l'Académie des sciences (18 octobre 1875).

— Ostéites épiphysaires des adolescents (Arch. gén. de méd., 1858, t. II. — Cliniques chirurg., t. Ier).

JÉGUN.— De l'Ostéite apophysaire pendant la croissance (Thèse de Paris).

DESPRÉS. — Abcès intra-osseux (Société de chirurgie, 1877).

— Du Drainage des os dans l'ostéo-myélite en particulier (Bull. de l'Acad. de méd.. deuxième série, t. VII, n° 21).

DUPLAY.—Sur une Forme d'ostéite suppurative (Progrès médical,15 janvier 1880).

MOUTAR-MARTIN.— De l'Ostéomyélite suppurée (Bull. de la Soc. anat.).

DUPLAY.— Abcès épiphysaire guéri par la trépanation (Bull. de la Soc. de chir., 1875)

1) Voir l'Index bibliographique de la thèse de Cruveilhier.

Figure 1. — Tumeur recouverte de ses parties molles.

Figure 2. — Tumeur dépouillée de ses parties molles. — A. B. Ligne de section de la tumeur.— C. Ouverture de la cavité. — *f*. Fémur. — *t*. Tibia. — *p*. Péroné. — *r*. Rotule.

Figure 3. — Segment supérieur de la tumeur. —A. Côté antérieur. —P. Côté postérieur. — I. E. Côtés interne et externe — *b, c*. Grandes cavités communiquant entre elles. — *d, e, f, g*. Petites cavités.

Figure 4. — Segment inférieur. — A. P. Côtés antérieur et postérieur. — I. E. Côtés interne et externe. — *a*. Orifice interne. — *b, b' b"* Cavité externe, anfractueuse, séparée de l'interne par une cloison incomplète. — *f*. Grande cavité interne. — *c, d, e*. Petites cavités.

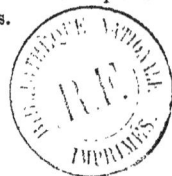

Fig.3.

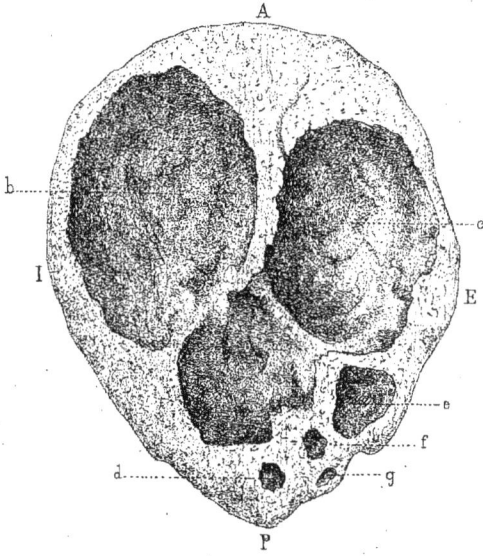

Fig.4

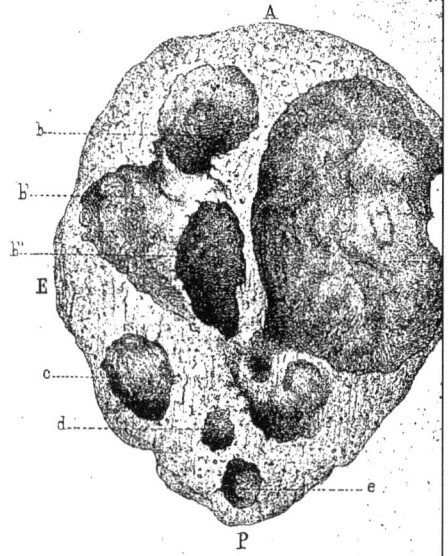

Fig.1

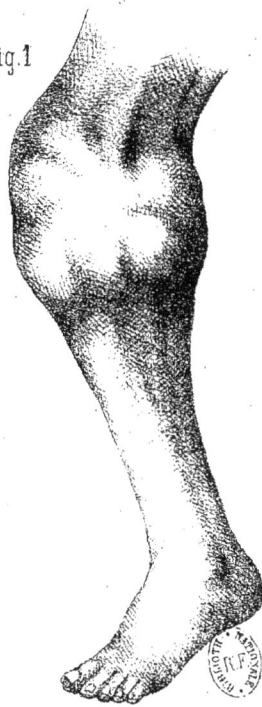

Fig.2

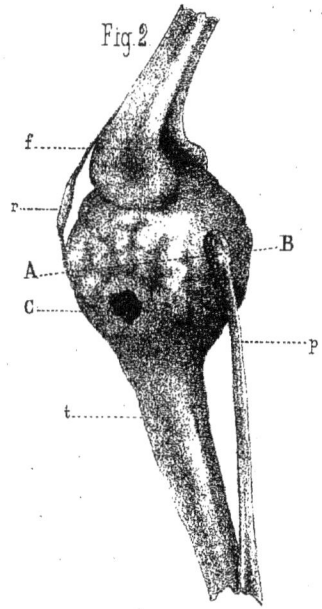

www.ingramcontent.com/pod-product-compliance
Lightning Source LLC
Chambersburg PA
CBHW050541210326
41520CB00012B/2665